CONTRIBUTION A L'ÉTUDE

DE LA

SYPHILIS LARYNGÉE TERTIAIRE

PAR

Julien SIMYAN,

Docteur en médecine de la Faculté de Paris,
Ancien externe des hôpitaux de Paris,
Lauréat de l'École de médecine de Lyon.

PARIS

A. PARENT, IMPRIMEUR DE LA FACULTÉ DE MÉDECINE
29-31, RUE MONSIEUR-LE-PRINCE, 29-31

1877

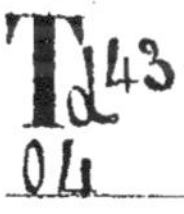

CONTRIBUTION A L'ÉTUDE

DE LA

SYPHILIS LARYNGÉE TERTIAIRE

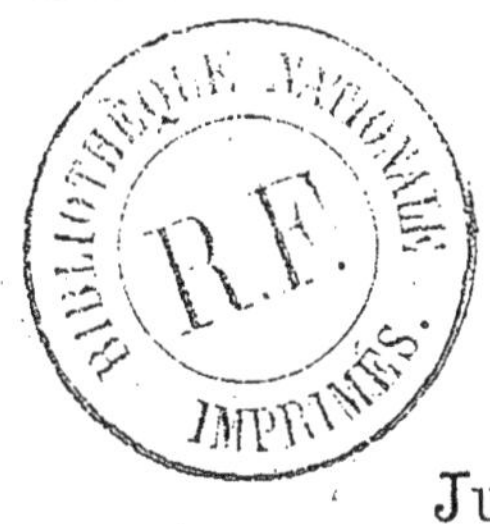

PAR

Julien SIMYAN,

Docteur en médecine de la Faculté de Paris,
Ancien externe des hôpitaux de Paris,
Lauréat de l'École de médecine de Lyon.

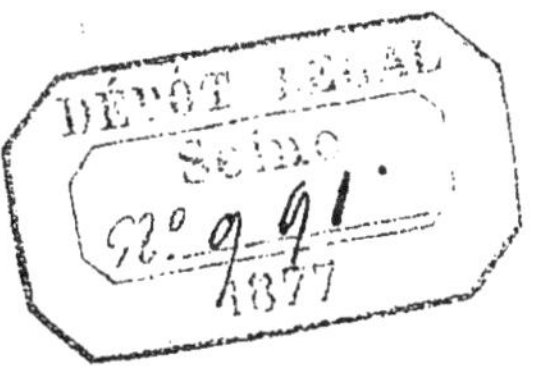

PARIS

A. PARENT, IMPRIMEUR DE LA FACULTÉ DE MEDECINE
29-31, RUE MONSIEUR-LE-PRINCE, 29-31

1877

A MON PÈRE

Mon premier et mon plus cher maître.

A MA MÈRE

A MA SŒUR

A MES AMIS

Simyan.

A MON PRÉSIDENT DE THÈSE

M. LE PROFESSEUR GUBLER

Médecin de l'hôpital Beaujon,
Membre de l'Académie de médecine.

A MES MAITRES DANS LES HOPITAUX DE LYON
ET DE PARIS

A LA MÉMOIRE DE MON REGRETTÉ MAÎTRE

LE DOCTEUR DEMARQUAY

Chirurgien de la Maison municipale de santé.

Un malade observé à la Pitié dans le service de M. Gallard, que suppléait alors M. Dieulafoy, a été le point de départ de cette thèse inaugurale.

Mis en présence d'un cas très-intéressant de rétrécissement syphilitique du larynx, nous avons été amené à rassembler et à classer les faits épars de syphilis laryngée tertiaire. Cette classification n'était point facile en face des divergences des auteurs à ce sujet ; la difficulté, pourtant, ne nous a pas rebuté. Que nos juges veuillent bien nous tenir compte de nos efforts ! Les conseils, d'ailleurs, ne nous ont pas manqué. Qu'il nous soit permis, dès maintenant, d'exprimer à M. le docteur Krishaber notre reconnaissance pour les indications qu'il nous a si obligeamment prodiguées. Nous devons beaucoup aussi à M. le docteur Libermann : qu'il veuille bien recevoir ici nos publics remerciements. Enfin, nous n'aurons garde d'oublier M. Darolles et notre ami Bouveret, internes des hôpitaux, qui nous ont communiqué trois des observations que nous publions et dont les renseignements nous ont été si utiles pour mener ce travail à bonne fin.

CONTRIBUTION A L'ÉTUDE

DE LA

SYPHILIS LARYNGÉE TERTIAIRE

L'histoire de la syphilis dans le larynx est loin d'être faite. On peut dire que c'est elle qui, de toutes les affections laryngées, a le moins profité de la découverte du laryngoscope. La plupart des auteurs classiques ne lui accordent qu'une place insignifiante, et ceux-là même qui s'en sont plus spécialement occupés ne sont nullement d'accord entre eux.

C'est surtout dans l'interprétation des faits, dans leur valeur et dans la classification à leur donner que la divergence est grande.

Jusqu'à ces derniers temps, on admettait généralement que les affections syphilitiques se retrouvent dans le larynx avec les mêmes caractères que sur la peau et les muqueuses; et on établissait, entre ces divers accidents, une coïncidence et une connexité à peu près absolues. C'est ainsi que M. Dance (1), dans sa thèse inaugurale, décrivait des manifestations de la syphilis sur le larynx exactement semblables à celles qu'on observe sur la peau

(1) Dance. Eruption syphilitique du larynx. Thèse de Paris, 1864.

et les muqueuses, roséole, plaques muqueuses, etc. Cette opinion, évidemment trop absolue, surtout dans les rapports de temps qu'elle établissait entre ces diverses affections, avait du moins l'avantage d'être simple et, au premier abord, logique et naturelle. Soutenue avec talent par M. Dance, qui s'appuyait sur la haute autorité de M. Cusco, cette théorie avait le malheur de reposer plutôt sur une vue de l'esprit, sur une idée *à priori* que sur l'étude exacte des faits, malgré les nombreuses observations publiées par M. Dance. Aussi a-t-on pu contester et réduire la valeur de plusieurs de ces observations.

Le travail de M. Dance n'en restait pas moins une des plus sérieuses tentatives de classification des laryngopathies syphilitiques, et les auteurs acceptaient généralement sa division. C'est ainsi que nous voyons MM. Rollet (1), Lancereaux (2), Bœckel (3), Mandl (4) et d'autres encore décrire des affections secondaires et des lésions tertiaires de la syphilis dans le larynx.

Et, de fait, puisque l'on décrit une période secondaire et une période tertiaire de la syphilis dans l'organisme, pourquoi le larynx, dont les éléments anatomiques ne sont point différents de ceux des autres parties du corps, ne présenterait-il pas les mêmes lésions ? Que ces lésions, en général, ne se montrent pas en même temps que les autres, d'accord ; mais que l'on nous concède aussi qu'on

(1) Rollet. Article Laryngite syphilitique du Dictionnaire encyclopédique des sciences médicales.

(2) Lancereaux. Traité historique et pratique de la syphilis, 1866. Paris, Germer-Baillière.

(3) Bœckel. Article Laryngite du Dictionnaire de médecine et de chirurgie pratiques.

(4) Mandl. Traité des maladies du larynx et du pharynx. Paris, J.-B illère, 1872.

pourra retrouver dans le larynx la plupart des manifestations syphilitiques observées ailleurs.

Et, cependant, malgré les raisons qui militent en sa faveur, cette opinion a été très-vivement combattue en 1872 par M. Ferras (1), citant à l'appui de son dire des observateurs tels que : MM. Fournier, Isambert et Duplay.

M. Ferras, dans une thèse d'ailleurs excellemment faite et à laquelle nous ferons de fréquents emprunts, renversant la classification adoptée, n'admettait que deux formes de laryngite syphilitique : la laryngite non ulcéreuse et la laryngite ulcéreuse, qui, d'après lui, n'avaient aucun rapport avec les autres manifestations de la syphilis ; et il n'hésitait pas, retranché toujours derrière les noms cités, à nier l'existence des plaques muqueuses dans le larynx.

Une opinion qui s'étayait de pareils noms devait évidemment reposer sur un fondement sérieux. Pour que MM. Isambert, Fournier et Duplay, à qui, comme le fait très-bien remarquer M. Ferras, il ne manque ni l'habileté ni l'occasion d'observer, n'aient que très-rarement noté l'existence dans le larynx de plaques muqueuses bien définies, il faut que ces lésions soient rares en effet. Mais, pour rares qu'elles soient, elles n'en existent pas moins, et c'est ce que MM. Krishaber et Mauriac, dans un excellent article des *Annales des maladies de l'oreille et du larynx*, plus tard publié en brochure (2), sur les laryngopathies pendant les premières phases de la syphilis, ont établi d'une manière formelle, malgré un travail contradictoire de M. Isambert (3).

Depuis la publication du mémoire de MM. Krishaber et

(1) Ferras. De la Laryngite syphilitique. Thèse de Paris, 1872.

(2) Paris, 1876, Masson.

(3) Annales des maladies de l'oreille et du larynx.

Mauriac, où 14 cas de plaques muqueuses nettement établies ont été trouvées dans le larynx pendant les premiers mois de la syphilis, nous ne croyons pas qu'on puisse nier l'existence de cette lésion. Mais, si l'on rencontre dans le larynx cette manifestation si caractéristique de la période secondaire, n'est-ce pas là une raison sérieuse d'accepter la classification ordinaire et de décrire aussi des laryngopathies tertiaires.

Ces dernières lésions, d'ailleurs, sont généralement acceptées. Leur étude date déjà de loin, et, bien avant la découverte de Czermak et Turck, on en avait observé sur le cadavre des exemples intéressants qui nous ont été transmis par les auteurs. Mais ces observations portaient surtout sur des lésions très-avancées de la syphilis : ulcérations profondes, caries, nécroses. Le laryngoscope est venu montrer qu'il pouvait y exister d'autres lésions, que nous nous efforcerons, suivant en cela l'exemple de la plupart des observateurs, de rattacher aux autres déterminations de la syphilis.

Nous croyons, en effet, pouvoir conclure, de l'étude attentive des faits connus et de ceux aussi qui nous ont été communiqués et que nous publions au cours de ce travail, que la classification de MM. Rollet, Lancereaux, Dance, pour ne citer que ces trois noms, est, bien qu'un peu absolue, celle qui explique le plus de faits et les explique de la manière la plus satisfaisante, et, par conséquent, nous pensons qu'il y a intérêt à la conserver.

Tout ce que l'on peut dire, c'est que, évidemment, les lésions de la syphilis ne se retrouvent pas au larynx en même temps que sur les autres points de l'organisme, et qu'il ne faudrait pas, de l'existence de telle ou telle manifestation syphilitique sur un point quelconque du corps, conclure à l'existence d'une semblable lésion laryngée.

Mais, quoiqu'on en ait dit, il nous paraît bien que l'on peut retrouver au larynx, modifiées sans doute par leur siége même, la plupart des lésions signalées ailleurs. Et, à ce propos, nous ne pouvons que citer textuellement un de nos maîtres, M. Lancereaux, qui, dans son Traité historique et pratique de la syphilis, dit fort justement :

« Les laryngopathies syphilitiques ne diffèrent pas, quant à leur nature, des manifestations déjà connues, mais comme elles varient avec le tissu au sein duquel elles se développent, nous croyons ne pouvoir mieux faire que de rappeler succinctement la constitution anatomique du larynx : muqueuse et tissu conjonctif sous-muqueux, cartilages et fibro-cartilages, muscles, vaisseaux et nerfs, telles sont les diverses parties qui, chacune en particulier, peuvent devenir le point de départ du processus morbide » (1).

Nous acceptons, pour notre part, entièrement cette manière de voir, et dès lors nous décrirons chacune des lésions tertiaires des éléments constituants du larynx. Nous aurons donc à étudier successivement les formes suivantes de laryngopathies syphilitiques tertiaires :

1. Eruption tuberculeuse ou papulo-tuberculeuse.
2. Papillomes.
3. Syphilomes ou gommes.
4. Ulcérations.
5. Périchondrite, chondrite, carie, nécrose.
6. Rétrécissement cicatriciel, sclérose.
7. Paralysies.

En décrivant anatomiquement chacune de ces lésions, nous étudierons en même temps les symptômes objectifs observés à l'autopsie ou au laryngoscope, mais nous ne

(1) Lancereaux. Loc. cit., p. 405.

les ferons pas suivre de l'exposé des symptômes fonctionnels. Ces derniers présentent trop de points communs, et nous risquerions d'avoir trop aussi à nous répéter. Au cours de la symptomatologie générale, nous noterons les différences que présentent ces diverses affections.

ÉRUPTION PAPULO-TUBERCULEUSE.

« A la période qui sert de transition entre les accidents secondaires et tertiaires, à cette époque où se montrent les iritis syphilitiques, on rencontre assez souvent certaines altérations du larynx, altérations plus profondes qui, néanmoins, n'atteignent pas encore les cartilages et les parties solides, mais qui ont pour siége la membrane fibreuse sous-jacente à la muqueuse. » (1).

En parlant ainsi, M. Dance avait en vue cette forme de syphilis laryngée à laquelle son maître, M. Cusco, par qui elle fut décrite pour la première fois, a donné le nom d'éruption papulo-tuberculeuse. Bien que depuis M. Cusco, peu d'observateurs aient cité des cas semblables, il en est peu qui ne l'acceptent. Aussi n'hésitons-nous pas à transcrire les deux observations rapportées par M. Dance, et qui, mieux que toute description, montreront ce que l'on doit entendre par éruption papulo-tuberculeuse.

Observation I (Empruntée à la thèse de M. Dance).

Eruption papulo-tuberculeuse, syphilis tertiaire, iritis, tubercule saillant sur la corde vocale droite).

Le nommé C.... âgé de 26 ans, garçon de salle; tempérament lymphatique; entre à l'hôpital du Midi le 4 décembre 1861.

Il raconte qu'il a eu un chancre il y a 3 ans, et, à la suite, des éruptions

(1) Dance. Loc. cit.

à la peau pour lesquelles il a dû subir un traitement de trois mois. Il est entré à cette époque à l'hôpital; on lui a fait prendre des pilules.

Depuis cette époque il n'aurait eu, dit-il, ni accidents ni maladies, de sorte qu'il se croyait guéri.

A son entrée le malade s'étant plaint d'avoir la vue trouble et de voir souvent des objets divers se promener devant ses yeux, M. Cusco l'a examiné à l'ophthalmoscope.

Il trouva une rétinite et une choroïdite certainement spécifiques.

A ces signes du côté de l'œil le malade joignait des troubles physiologiques du côté du larynx; sa voix était très-voilée et gênée. Il avait la voix cassée et de plus certains sons n'étaient pas articulés très-nettement. Le 24, examen laryngoscopique. On trouve une laryngite sus-glottique chronique, caractérisée par une légère rougeur et un gonflement de la face laryngée de l'épiglotte, des tubercules aryténoïdes et des cordes vocales supérieures. Les inférieures ont une teinte d'un gris rose pâle. Sur la droite et à une faible distance de leur commissure, on voit très-distinctement un petit tubercule très-saillant, du volume d'un grain de chènevis tubercule qui empêche l'affrontement des deux cordes vocales dans l'état d'activité ou de production des sons.

Le 28, même état.

Le malade soumis au traitement des accidents tertiaires, iodure de potassium de 0,5 à 1 gramme par jour, est sorti guéri le 21 avril 1862.

Observation II (Tirée des notes de M. Cusco et publiée par M. Dance).

Eruption papulo-tuberculeuse.

Le malade, à une période avancée des accidents secondaires, avait insensiblement pris la voix rauque, et de plus il éprouvait au larynx la sensation d'un corps étranger chaque fois qu'il voulait émettre des sons.

A l'examen laryngoscopique, angine sus-glottique avec œdème des cordes vocales supérieures, et sur la corde vocale inférieure une tumeur papuleuse bien manifeste.

Ces deux observations, que leur peu d'étendue nous a permis de citer entièrement, prouvent assez, croyons-nous, l'existence d'une forme de syphilis laryngée tertiaire correspondant aux éruptions tuberculeuses de la peau, qui se montrent, elles aussi, au début des accidents tertiaires.

Cette laryngopathie, à laquelle tous les auteurs ont conservé le nom que lui avait donné M. Cusco, est, comme on le voit, caractérisée par la présence sur les cordes vocales inférieures de tubercules saillants, grisâtres, du volume d'un grain de chènevis ou de millet. Ces petits tubercules sont accompagnés de rougeur et de gonflement de toute la partie sus-glottique du larynx. La grosseur du tubercule peut varier, mais dans de très-petites limites. On en a observé de la grosseur d'un pois (1). Ajoutons que cette affection paraît excessivement rare.

VÉGÉTATIONS OU PAPILLÔMES.

La production de papillomes syphilitiques dans le larynx est loin d'être rare. Peut-être même en a-t-on cité trop d'exemples, et MM. Krishaber et Mauriac ont raison de faire des réserves à ce sujet. Il n'y a pourtant pas à douter que sous l'influence de la syphilis et à une période déjà avancée de la maladie, le larynx ne puisse être le siége de ces productions morbides. Certainement on a plusieurs fois pris pour un accident de la syphilis des végétations qui ne se rattachaient nullement à cette diathèse, et peut-être aurait-on pu, si on avait interrogé soigneusement les malades, apprendre que les troubles laryngés existaient déjà alors que le malade n'avait point encore contracté la syphilis.

Mais, ces réserves faites, il ne nous paraît guère possible de nier l'existence, chez des syphiliques, et sous l'influence de la syphilis, de ces productions végétantes. Nous n'en voudrions pour preuve que cette observation si sou-

(1) Hansen et Wilks.

vent citée de M. Huguier (1), dont nous reproduisons les principaux passages.

Observation III (Publiée par M. Huguier).

Production d'excroissances dans l'intérieur du larynx chez une femme syphilitique. — Mort subite.

« Elle s'était présentée à ma consultation il y a quelques jours dans les conditions suivantes :

Elle était aphone, présentant un état très-grave de dyspnée avec des exacerbations violentes.

On remarquait une grande ulcération sur l'une des amygdales ; l'autre en présentait également une presque cicatrisée.

e reçus cette malade dans la pensée, qu'à un moment donné, il serait urgent de lui faire la trachéotomie.

Les antécédents de cette femme indiquaient qu'elle était sous l'influence de la syphilis.

Le lendemain de son entrée et pendant un grand orage la malade succomba ; on la trouva morte dans son lit.

A l'autopsie on trouva le larynx bouché par une tumeur ayant les caractères les plus tranchés des excroissantes dites choux-fleurs. Cette tumeur naissait principalement sur la corde vocale inférieure droite, on en rencontra également dans le ventricule droit du larynx.

Il me paraît évident que ces productions sont de nature syphilitique. M. Cullerier, qui les a examinées, partage cette conviction. Je sais que ces excroissances peuvent se produire sur des individus non vérolés, mais, contrairement à M. Ricord, je les crois souvent syphilitiques, comme cela paraît être dans le fait que j'ai l'honneur de communiquer à la Société de chirurgie.

Dans la même année, M. le professeur Verneuil (2) a publié aussi un fait analogue dans lequel il a trouvé, à

(1) Huguier. Gazette des hôpitaux, juillet 1859.
(2) Verneuil. Gazette des hôpitaux, 1859

l'autopsie, une quantité considérable de végétations implantées sur la muqueuse du larynx et ayant déterminé l'asphyxie. Il les croit, lui aussi, de nature syphilitique.

Enfin, parmi les plus intéressantes observations de papillômes syphilitiques, mentionnons celle de Gilewski (1), dans laquelle il a noté, sur la corde vocale inférieure gauche, trois petites excroissances séparées les unes des autres, ayant un aspect comme succulent, et qui cédèrent assez rapidement à des frictions sur le cou avec l'onguent mercuriel.

Mais c'est trop multiplier les faits. L'existence de ces végétations ne fait doute pour personne. Dès l'invention du laryngoscope, Czermak (2) en note l'existence sur des sujets vivants, et depuis lors les observations abondent. Il est pourtant un point sur lequel il est bon d'insister, c'est qu'il ne faut pas les confondre avec les bourgeons charnus qui se développent au pourtour des ulcérations syphilitiques.

Ces papillômes ne diffèrent pas, comme structure, des papillomes des autres parties du corps (3). Ils naissent ordinairement des papilles de la muqueuse, mais peuvent pourtant, comme le fait remarquer M. Ferras (4), se développer sur les parties dépourvues de papilles, comme les ventricules du larynx.

Leur siége de prédilection est le niveau d'insertion antérieure des cordes vocales inférieures. On les rencontre pourtant assez fréquemment dans les ventricules. Trous-

(1) Gilewski. Gazette hebdomadaire, 1860.

(2) Czermak. Laryngoscope. Paris, 1860, obs. XVI.

(3) Krishaber et Peter. Larynx (pathologie) dans Dictionnaire encyclopédique de Sciences médicales, p. 734.

(4) Ferras. Loc. cit., p. 17.

seau et Belloc en citent dans ce dernier point deux exemples (1).

Ces végétations ressemblent assez aux villosités intestinales; tantôt elles sont mamelonnées, framboisées, tantôt papillaires ou plates; leur aspect ressemble beaucoup, comme le dit M. Huguier, aux excroissances dites choux-fleurs. Ordinairement blanchâtres au début, elles se colorent, à mesure qu'elles se développent, en rose ou même en rouge, avec reflet bleuâtre.

Ces tumeurs végétantes sont ordinairement pédiculées, mais à pédicule très-court et peuvent devenir assez volumineuses pour causer la mort subite, comme dans les observations de M. Huguier et de M. le professeur Verneuil.

SYPHILOMES OU GOMMES.

La tumeur gommeuse est sans doute de tous les accidents de la syphilis le plus caractéristique de la période tertiaire. Aussi M. Ferras qui, pour battre en brèche la classification ordinairement acceptée et que nous avons adoptée, avait nié les plaques muqueuses du larynx, n'est-il pas bien éloigné de nier aussi les gommes laryngées. S'il ne l'ose faire complètement, il les regarde du moins comme excessivement rares et les range avec les papillomes sous le titre d'hypertrophie.

Nous croyons, au contraire, que sans être très-fréquentes et bien qu'on en connaisse en effet des exemples assez peu nombreux, les gommes du larynx existent plus souvent qu'on ne pense. Si elles échappent si souvent à l'attention des médecins c'est, qu'en général, elles sont peu douloureuses et que, par conséquent, le malade ne s'en préoccupe pas; c'est aussi et surtout qu'elles abou-

(1) Trousseau et Belloc. Phthisie laryngée, obs. II et III.

tissent assez vite à l'ulcération et qu'alors le médecin n'a plus devant lui, lorsqu'on vient le consulter, qu'une ulcération syphilitique qu'il lui est difficile de rattacher à une gomme. Pourtant, dans certains cas, on pourrait être mis sur la voie du diagnostic en interrogeant soigneusement le malade. C'est ainsi que nous ne mettons pas en doute que dans une observation de sclérose, publiée par nous au cours de ce travail, il n'y ait eu d'abord une gomme du larynx, et nous nous fondons sur ce fait qu'à un moment donné le malade nous affirme avoir craché comme un petit noyau de pus assez épais et jaunâtre. Ce petit noyau ne peut être qu'une gomme qui s'est ouverte et a été versée à l'extérieur.

Nous pensons qu'on pourrait peut-être recueillir un certain nombre de faits semblables, et qu'on pourrait surtout, répétons-le, trouver assez fréquemment des gommes du larynx non ulcérées, si cette lésion était plus douloureuse et si les malades s'inquiétaient plus qu'ils ne le font d'un changement dans leur voix. On sait, au contraire, combien ils négligent tout enrouement qui n'est pas accompagné de douleur vives ou de toux, et combien il leur en coûte aussi de se laisser examiner au laryngoscope. Ce fait a été très-justement noté par MM. Krishaber et Mauriac pour expliquer la rareté relative des plaques muqueuses du larynx ; nous croyons qu'il explique aussi, dans une certaine mesure, le nombre restreint d'observations de gommes non ulcérées. Ces gommes du larynx se présentent [sous deux formes : tantôt elles se présentent sous forme de petits dépôts circonscrits, saillants, d'un gris rougeâtre, tantôt sous forme d'infiltrations plus ou moins étendues, de traînées jaunâtres s'étendant en surface et tout à fait comparables à ces gommes en nappe décrites par M. Fournier sous la muqueuse du pharynx. M. Mandl (1) cite un remarquable exemple de cette forme des syphilomes du larynx.

On les observe sous la muqueuse ou dans l'épaisseur du tissu fibreux, quelquefois aussi dans l'épaisseur des cartilages, du cricoïde par exemple, comme dans le cas rapporté par MM. Krishaber et Lépine, et inséré dans les Annales des maladies de l'oreille et du larynx.

L'évolution de ces tumeurs dans le larynx ne diffère pas de celle des gommes de tout genre. Leur métamorphose la plus fréquente consiste dans la dégénérescence graisseuse, amenant à la suite ces larges ulcérations que l'on observe si souvent et que nous étudierons plus loin.

Leur siége le plus ordinaire est l'épiglotte et aussi les cartilages aryténoïdes. On les rencontre rarement au-dessous de la glotte. Cependant Turck (2) en cite un exemple et nous devons une observation semblable à l'obligeance de notre ami M. Bouveret, interne des hôpitaux.

Observation IV (Communiquée par M. Bouveret, interne des hôpitaux).

Gomme sous-glottique, trachéotomie. Guérison.

X .... âgé de 45 ans, habitant le département du Nord, vient à Paris consulter un chirurgien pour une maladie du larynx.

Il se présente à la consultation de l'Hôtel-Dieu et est admis dans le service de M. Cusco.

Il y a 4 ans, X..... contracta la syphilis : il eut un chancre unique, suivi d'éruption à la peau, de maux de gorge et de chute des cheveux.

Les premiers symptômes du côté du larynx ont paru, il y a huit ou dix mois environ. Au début, il n'y avait qu'un peu de raucité de la voix. Bientôt la voix devint aphone par intervalles et une certaine dyspnée parut, à des intervalles d'abord éloignés, puis de plus en plus rapprochés.

(1) Mandl. Loc. citat.

(2) Turck. Klinik.

Aujourd'hui, mars 1874, tous les symptômes se sont aggravés : le malade ne peut émettre aucun son; il parle à voix basse, encore ne peut-il parler beaucoup. La dyspnée est continue, parfois manaçante; on prévoit que la trachéotomie deviendra indispensable à bref délai.

L'inspiration et l'expiration sont également difficiles et s'accompagnent l'une et l'autre d'un bruit de sifflement caractéristique.

On constate par la palpation un certain degré d'empâtement au-devant du cricoïde et des premiers anneaux de la trachée.

L'état du malade ne permet pas de faire l'examen laryngo scopique.

On pratique la trachéotomie dans la journée. Les tissus placés au-devant de la trachée étaient épaissis, indurés et donnaient peu de sang. Le premier coup de bistouri porté sur la trachée provoqua l'écoul ement d'une quantité de pus jaune, épais, évaluée à 1/2 cuillerée à peu près.

Aussitôt le malade peut respirer librement. On plaça néanmoins la canule dans la plaie trachéale.

Les suites de l'opération furent des plus heureuses.

Dès le lendemain la respiration était possible et même facile sans canule:

Quinze jours après le malade reprit le chemin de son pays muni d'une canule ouverte sur la convexité.

L'examen laryngoscopique, plusieurs fois pratiqué, ne montrait qu'une légère hyperémie des cordes vocales et du vestibule de la glotte.

Un an plus tard, nous avons appris que le malade était tout à fait guéri et depuis longtemps ne portait plus sa canule.

Dans ce cas une collection purulente sous-glottique était évidemment la cause de la dyspnée. Le malade était syphilitique, non tuberculeux; il a guéri d'ailleurs de son affection : cette affection du larynx était donc de nature syphilitique. Quant à la cause de la collection purulente, ce ne peut être qu'une gomme ou une carie du cricoïde et des premiers anneaux de la trachée. L'hypothèse d'une gomme sous-glottique est plus vraisemblable, car après l'opération on n'a pas observé l'élimination de fragments d'anneaux nécrosés, ce qui fut probablement arrivé, si l'ulcération de ces anneaux avait été la cause de la formation de l'abcès.

ULCÉRATIONS.

Nous avons dit plus haut que, dans la plupart des cas, les gommes du larynx se ramollissent et dégénèrent en de larges ulcérations, et nous avons cru pouvoir affirmer que si l'on observe si peu d'exemples de gommes laryngées, c'est qu'elles sont, à leur période de non-ulcération, très-peu douloureuses et aboutissent vite à l'ulcération.

Mais les gommes ne sont pas les seules lésions qui donnent lieu à la forme ulcéreuse de la syphilis laryngée tertiaire. Les tubercules que nous notions au début de ce travail sont souvent aussi remplacés par des ulcérations.

Y a-t-il un moyen de distinguer les ulcérations provenant de l'une ou l'autre de ces lésions? Certainement non, mais nous persistons à croire qu'elles proviennent le plus souvent de gommes.

En tout cas, les ulcérations du larynx survenant à une période avancée de la syphilis sont une maladie relativement fréquente. C'est au moins celle des lésions syphilitiques qui est le plus souvent rencontrée dans le larynx; et c'est ce qui motive jusqu'à un certain point la division adoptée par M. Ferras.

L'étude des ulcérations syphilitiques du larynx ne date pas de la découverte du laryngoscope. Bien avant Czermak et Turck, l'anatomie pathologique exacte de cette lésion avait été faite. Parmi les anciens auteurs qui en parlent dans leurs ouvrages, nous pouvons citer Morgagni (1) et Astruc (2). En 1813, César Hawkins (3) en donne une des-

(1) Morgagni. Ep. 15. Cap. 13.
(2) Astruc. De morbis venereis, 1736.
(3) Hawkins. The London physical Journal, 1823.

cription assez minutieuse; Trousseau et Belloc (1) en citent plusieurs exemples. Lebert, Cruveilhier en font le sujet d'excellents articles et Virchow, dans sa syphilis constitutionnelle (2) en donne une observation d'une exactitude parfaite et dont nous reproduisons ci-contre les points principaux.

OBSERVATION V (Virchow. Syphilis constitutionnelle, pp. 151 et 152).

Autopsie à la suite de mort par rétrécissement syphilitique du larynx.

Epiglotte, ligaments et pharynx, rien de particulier.

A partir des cartilages arytenoïdes, tuméfaction œdémateuse; muqueuse de la trachée épaissie, plissée, rouge.

Près du cartilage cricoïde est un rétrécissement si considérable qu'on peut à peine y introduire l'extrémité du petit doigt.

Au côté gauche du larynx, ulcération profonde commençant à l'insertion postérieure de la corde vocale, s'étendant en bas l'espace d'un pouce et demi et ayant à la hauteur du cartilage cricoïde un diamètre transverse d'un demi-pouce. Les bords de l'ulcération qui se termine en haut et en bas en pointe aiguë sont à pic, comme taillés à l'emporte-pièce, calleux en haut et en arrière, un peu tuméfiés en bas.

Au fond de l'ulcération, près du cartilage cricoïde, se trouve une granulation lobulée mollasse, ayant une forme circulaire, un diamètre de 3/8 de pouce et dont la surface est pourvue d'un certain nombre de vaisseaux. Elle est recouverte d'une masse purulente que l'on peut faire sortir de l'intérieur de la tumeur. La granulation ayant été divisée, on voit qu'elle recouvre une cavité assez considérable contenant les débris du cartilage cricoïde..... Les bords du cartilage perforé sont comme stratifiés..... Les parois de la cavité sont lisses, blanchâtres, résistantes.

Notons en passant que dans cette observation l'épiglotte est intacte; et nous allons voir qu'au contraire, elle est très-souvent atteinte. Ce point mis à part, le tableau de Virchow est des plus complets.

(1) Trousseau et Belloc. Loc. cit.
(2) Virchow. Syphilis constitutionnelle, traduit par P. Picard.

Comme on a pu le voir dans l'observation de Virchow, les ulcérations de la période tertiaire de la syphilis sont en général très-irrégulières, à fond induré, comme lardacé, grisâtre, d'un aspect sale et recouvert d'une matière jaunâtre analogue à du pus concrété. Les bords de l'ulcère sont le siége d'une induration spéciale qui appartient en propre aux ulcères syphilitiques et qui sont un bon signe pour les distinguer des ulcérations de la tuberculose. Il s'y développe souvent aussi des végétations papillaires ressemblant beaucoup aux papillomes déjà décrits.

Ces ulcérations siégent de préférence sur l'épiglotte; c'est de beaucoup, d'après tous les auteurs, le point le plus fréquemment atteint. Ce siége d'élection a une certaine importance au point de vue du diagnostic, si l'on songe que, même dans les cas d'ulcérations ne s'étant pas propagées du pharynx à l'épiglotte, il en est toujours ainsi. Les bords de l'épiglotte sont plus particulièrement atteints. Après l'épiglotte viennent dans l'ordre de fréquence, d'après M. Ferras (1), les ligaments aryténo-épiglottiques, les cordes vocales supérieures. Les cordes inférieures seraient, d'après cet auteur, celles sur lesquelles on retrouve le moins souvent ces ulcérations.

Le nombre des ulcérations est en général assez restreint, ce qui sert encore à les distinguer de celles de la tuberculose.

Elles ont assez souvent leur point de départ dans la muqueuse du pharynx et se propagent de là au larynx, en débutant par l'épiglotte, puis s'étendant ensuite aux cartilages aryténoïdes et aux cordes vocales; mais elles sont souvent aussi, comme nous l'avons dit, le résultat de gommes ramollies et ulcérées.

(1) Ferras. Loc. cit., p. 19.

L'ulcération syphilitique a une tendance spéciale à gagner en profondeur. C'est à elle surtout que sont dues ces pertes de substance si considérables qu'on a pu voir dans certains cas. C'est ainsi que l'épiglotte a pu être détruit en grande partie (1) et même en totalité (2). D'autres fois, ce sont les cordes vocales qui ont été complètement détruites (3).

Toutes les parties sous-jacentes à la muqueuse peuvent être atteintes et nous allons avoir à étudier les altérations des diverses parties du larynx survenant à la suite des ulcérations, telles que : périchondrite, chondrite, carie, nécrose. Mentionnons immédiatement une autre forme de terminaison des ulcères syphilitiques du larynx que nous décrirons plus loin. Nous voulons parler de la cicatrisation de l'ulcère et de la sclérose consécutive.

PERICHONDRITE, CHONDRITE, CARIE, NÉCROSE.

Les ulcérations syphilitiques, avons-nous dit, ont une grande tendance à s'accroître en profondeur et à affecter les parties sous-jacentes. Les muscles et les cartilages sont très-souvent atteints; mais c'est surtout le perichondre qui est rapidement frappé, comme le fait remarquer fort justement M. Lancereaux. Le périchondrite pourtant peut, dans quelques cas, ne pas résulter de la poussée inflammatoire qui s'est développée autour de l'ulcère; elle peut arriver d'emblée (4). Mais ces faits sont rares.

Quoi qu'il en soit, le périchondre est souvent enflammé et l'inflammation se propage aux cartilages. Mais ceux-ci

(1) Virchow. Syphilis constitut., p. 149.

(2) Czermak. Laryngoscope, p. 86.

(3) Lancereaux. Loc. cit.

(4) Mandl. Loc. cit., p. 704.

ne sont pas tous aussi souvent atteints les uns que les autres. C'est ainsi que le cricoïde l'est rarement, comme Turck l'a remarqué. D'après M. Ferras, les plus souvent frappés seraient l'épiglotte et les cartilages aryténoïdes. Ce fait concorde d'ailleurs très-bien avec la fréquence des ulcérations en ces points.

Les cartilages peuvent être mis entièrement à nu par les progrès de l'inflammation; le pus fuse au loin et produit des abcès, le cartilage se carie. Quelquefois il a été préalablement ossifié et il peut même se former une véritable nécrose. Dans ces cas, on a pu citer des observations où des portions de cartilages ont été retrouvées dans les matières expectorées par les malades. Dans d'autres faits plus graves encore, les fragments de cartilages détachés se sont engagés dans les voies aériennes et ont produit des symptômes de suffocation pouvant déterminer la mort (1).

RÉTRÉCISSEMENT CICATRICIEL. SCLÉROSE.

Tous les désordres que nous venons de citer ne sont pas les seules terminaisons des ulcères syphilitiques. Ils peuvent céder, soit spontanément, soit sous l'influence du traitement. Le fait n'est pas rare; car les affections syphilitiques, comme le remarquent Mandl (1) et Krishaber et Peter (2) ont une tendance particulière à la cicatrisation, tandis que, dans la tuberculose, les cicatrices sont assez rares pour qu'on en ait pu nier l'existence.

Ces cicatrices peuvent entraîner des déformations et des rétrécissements assez considérables pour nécessiter l'intervention chirurgicale.

(1) Mandl. Loc. cit., p. 704.
(2) Krishaber et Peter. Loc. cit., p. 677.

Le tissu cicatriciel peut aussi devenir le siége de cette transformation particulière résultant de l'hypertrophie du tissu conjonctif de la cicatrice : nous voulons parler de la sclérose. Dans ces conditions le rétrécissement est facile à comprendre.

Cet accident est rare, et nous n'avons pu le noter dans les observations publiées jusqu'ici. Aussi sommes-nous heureux d'en citer un cas non douteux que nous devons à l'obligeance de M. Darolles, interne des hôpitaux. Nous donnons cette observation rédigée sur les renseignements que nous a donnés M. Darolles, et après un examen fait dernièrement encore par M. Krishaber.

Observation VI (Recueillie à la Pitié, service de M. Gallard).

Rétrécissement syphilitique du larynx. Sclérose.

Le nommé X..., 52 ans, tonnelier, demeurant à Paris, constitution robuste. Quelques antécédents alcooliques, mais pas de tremblement.

Entre à la Pitié le 7 août 1876, salle St-Athanase, service de M. Gallard, alors suppléé par M. Dieulafoy.

Il se plaint de ne pouvoir respirer qu'à grand'peine. La voix est en effet éteinte et la respiration très-gênée, sifflante, anxieuse. Pourtant pas de cyanose de la face.

On pense d'abord à un anévrysme de l'aorte expliquant les accidents.

L'examen est dirigé de ce côté, mais rien ne vient confirmer ces prémiers soupçons.

On recherche alors la cause des accidents du côté du larynx.

Le malade est interrogé sur ses antécédents.

Il déclare avoir eu en 1847 un chancre. Il ne se souvient pas d'avoir eu de maux de gorge ni d'avoir perdu ses cheveux. Il ne paraît pas non plus avoir suivi de traitement; et, s'il l'en faut croire, tout se serait borné à ce chancre.

Cependant, quand on le pousse un peu, il avoue avoir eu quelques boutons sur le corps, mais il n'y attache aucune importance.

Il y a sept ans, le malade a vu paraître sur la partie antérieure de la face dorsale de la langue une petite tumeur dont la marche a été assez lente et qui est parvenue à la grosseur d'une forte noisette. Elle était d'ailleurs indolente.

Il consulte néanmoins son médecin. Il ne se souvient plus du traitement institué, mais se rappelle parfaitement qu'à un moment donné, la tumeur s'est ouverte et qu'il en est sorti un liquide épais, purulent, jaunâtre.

On retrouve en effet sur le côté droit de la face dorsale de la langue, et presque immédiatement en avant, une cicatrice très-apparente de consistance fibreuse, et dont le tissu dur, bosselé, rétracté, offre tous les caractères du tissu scléreux.

Il y a huit mois, sa voix s'est considérablement affaiblie. Le malade est devenu presque aphone. Quelques phénomènes d'anxiété respiratoire. Pas de douleur. Les accidents durent peu, et un jour il vomit une petite masse purulente de consistance épaisse, d'un jaune pâle, assez semblable à celle qui s'était écoulée de sa tumeur linguale. Il y en avait, dit-il, à peu près gros comme un œuf de pigeon.

Depuis, les accidents ont disparu en grande partie, et il allait relativement bien, quand ces derniers temps sa voix, qui était toujours enrouée, l'est devenue davantage. Peu à peu, les choses ont empiré, l'anxiété respiratoire est survenue, et il s'est décidé à entrer à l'hôpital.

A la palpation du larynx, on n'observe absolument rien. La respiration est sifflante, la voix presque complétement éteinte.

A l'examen laryngoscopique, qui est pratiqué par M. Darolles d'abord, puis par MM. Dieulafoy et Krishaber, on observe un rétrécissement très-marqué siégeant surtout au niveau des cartilages aryténoïdes et des replis inter-aryténoïdiens. Il y a dans ces points un tissu cicatriciel blanc nacré, et une sorte de membrane opalescente, s'étendant de l'une des cordes vocales à l'autre et n'existant qu'à la partie postérieure. Le tissu cicatriciel présente exactement les mêmes caractères que celui de la langue.

Le diagnostic est : rétrécissement syphilitique avec sclérose. La syphilis ne peut être niée chez ce malade. La tumeur de la langue ne peut avoir été qu'une gomme, et probablement il y a eu dans le larynx une gomme dont le malade a vomi le contenu.

Le malade est mis à l'iodure de potassium. On commence par 1 gramme par jour et on monte rapidement jusqu'à 3 grammes. Sous l'influence de ce traitement, la gêne de la respiration diminue notablement, et le malade sort le 27 août fort amélioré. Mais la voix reste toujours très-couverte, et le tissu scléreux n'a qu'assez peu cédé à l'iodure de potassium, comme il arrive d'ailleurs dans les cas analogues.

On constate en effet, à un nouvel examen pratiqué le 18 décembre 1876 par M. Krishaber, l'existence toujours sur les mêmes points du tissu cicatriciel observé la première fois au mois d'août. Le malade d'ailleurs a repris son travail. La voix est toujours très-basse. M. Krishaber conseille de nouveau au malade un traitement antisyphilitique pour maintenir l'amélioration acquise.

A côté de ce fait intéressant de sclérose du larynx, nous devons citer une autre observation de rétrécissement syphilitique laryngé coïncidant avec des gommes sous-cutanées. Nous devons encore cette nouvelle observation à M. Darolles. Qu'il nous permette de lui témoigner notre bien vive gratitude.

Observation VII (Communiquée par M. Darollès, interne des hôpitaux).

Octavie C..., cuisinière, âgée de 38 ans, entre le 21 août 1874, à l'Hôtel-Dieu, salle Saint-Roch.

Se plaint d'anxiété respiratoire, qui se traduit par un tirage continu et des accès de suffocation apparaissant surtout la nuit. En même temps, la voix est aphone.

Cette difficulté respiratoire n'existe que depuis douze jours environ. Elle est survenue sans cause appréciable, sans refroidissement, sans ingestion de liquide trop chaud, etc. Nous devons cependant noter que depuis deux ans cette femme est sujette à des dysphonies persistantes, qui surviennent de préférence en été pour disparaître en hiver.

La malade n'est pas hystérique. Pas d'antécédents alcooliques. Elle nie la syphilis, point sur lequel nous aurons à revenir. Toujours bien réglée. Veuve depuis six ans.

État actuel. — C'est une femme fortement constituée, et dont l'embonpoint bien conservé éloigne au premier abord l'idée d'une cachexie.

La voix est aphone.

L'inspiration se fait avec effort et s'accompagne d'un sifflement très-net. Le sifflement est surtout accentué pendant les efforts de toux. L'expiration est peu gênée.

A chaque mouvement respiratoire, le creux sus-sternal se prononce visiblement, les espaces intercostaux se dépriment légèrement.

Le cou a son volume normal, et ne présente ni sur les parties latérales, ni sur la ligne médiane, de tumeur susceptible de provoquer une compression du conduit aérien. La peau qui correspond au larynx est bleuâtre et parcourue par un nombre considérable de petites veinules gorgées de sang. La peau des autres régions du cou a conservé ses caractères normaux.

Examen des organes thoraciques.— La sonorité des deux côtés du thorax est normale, et la percussion faite avec soin permet de rejeter de prime-abord toute tumeur médiastine pouvant comprimer soit la trachée, soit l'une des deux bronches ou les deux à la fois.

A l'auscultation, on ne perçoit qu'un murmure vésiculaire très-affaibli qu'on ne distingue qu'avec une grande attention. Cette diminution est aussi accentuée à gauche qu'à droite. Cœur normal; urines normales. Foie et rate normaux.

Organes digestifs. La déglutition est facile, non douloureuse; l'appétit est conservé; pas de troubles intestinaux.

Mais en examinant la surface cutanée, on découvre au niveau de l'extrémité interne de la clavicule gauche une tumeur de la grosseur d'une noisette, un peu dure à la pression, non douloureuse et au niveau de laquelle la peau est bleuâtre.

Interrogée sur la présence de cette tumeur, la malade nous répond qu'elle ne s'est aperçue de son développement qu'il y a six jours environ, et qu'elle n'avait pas cru devoir attirer notre attention de ce côté à cause de l'indolence de la tumeur.

Poussant notre examen plus loin, nous constatons deux tumeurs de même nature, mais plus petites, dont l'une est située au niveau de l'angle saggital du frontal et la deuxième correspond à l'apophyse mastoïde droite.

Pas d'autres tumeurs sous-cutanées.

Les ganglions cervicaux sont un peu engorgés. Enfin cette femme est atteinte de calvitie, surtout prononcée au niveau des parties latérales de la tête. Cette calvitie serait de date ancienne, aurait été assez brusque dans ses progrès et remonterait à 7 ans.

Elle nie fortement tout accident syphilitique, chancre, roseole, plaques muqueuses etc. Mais à l'inspection de sa gorge nous constatons une déformation complète du voile du palais dont les piliers sont déchiquetés. La luette réduite considérablement de volume a contracté des adhérences avec le pilier droit.

A l'examen laryngoscopique on constate un rétrécissement très-marqué de la fente glottique. A ce niveau l'aspcct des tissus est mat, blanchâtre, nacré. Légère injection de la muqueuse sus-glottique. Les lésions portent surtout sur l'extrémité postérieure. Pas de tumeurs.

La malade est mise au sirop de Gibert.

Au bout d'un mois elle est très-améliorée, mais veut sortir. Depuis n'a pu être suivie.

Dans cette observation il ne nous paraît pas possible de mettre en doute l'existence de la syphilis. La malade a beau nier. La calvitie, les lésions de la gorge sont très-probantes, et les tumeurs sous-cutanées ne sont évidemment que des tumeurs gommeuses. En l'absence de toute lésion pouvant expliquer le rétrécissement laryngé, nous sommes conduits à admettre un rétrécissement syphilitique. Quant à la cause, elle paraît plus difficile à découvrir. Il n'y avait pas de cicatrice apparente comme dans le cas précédent. Peut-être y avait-il eu à un moment donné une ulcération très-légère. En tout cas le diagnostic de rétrécissement syphilitique nous paraît démontré, et l'amélioration produite par le traitement en est une nouvelle preuve.

PARALYSIES DES CORDES VOCALES.

Cet accident de la période avancée de la syphilis a été peu étudié jusqu'à présent. Les auteurs français ne contiennent rien sur ce sujet. Les Allemands en parlent à peine. Turck dans son chapitre des paralysies du larynx (1) dit seulement : « La syphilis paraît être la cause d'une paralysie de la corde vocale gauche et de l'oculo-moteur gauche chez un malade que j'ai en ce moment en traitement. « Dans l'article récent de Ziemssen, sur les paralysies du larynx, il n'en est pas question.

M. le docteur Libermann, médecin de l'hôpital du Gros-Caillou, est le seul qui en parle d'une façon explicite dans

(1) Turck. Klinik des Krankheiten des Kehlkopfes, p. 468.

ses excellentes conférences de laryngoscopie, que nous avons pu suivre à l'hôpital du Gros-Caillou.

Il établit très-nettement l'existence de la paralysie syphilitique des cordes vocales. D'après lui cette paralysie est toujours unilatérale ; elle frappe plus souvent la corde vocale gauche que la droite. Il recommande, et s'est servi avec succès dans cette forme de paralysie des injections hypodermiques de biiodure de mercure à la dose de 0,02 par jour.

M. le docteur Libermann a bien voulu nous communiquer l'observation suivante qu'il extrait à notre intention du mémoire qu'il doit publier prochainement sur les paralysies syphilitiques du larynx.

Observation VIII (Communiquée par M. le Dr Libermann).

M. X.... âgé de 35 ans. Constitution robuste, tempérament mixte : marié, père de 2 enfants très-bien portants.

A eu la syphilis en 1865, chancre induré, plaques muqueuses à la gorge quelques taches très-discrètes de roséole. Ces accidents ont duré 6 mois et ont été combattus par le protoiodure de mercure et l'iodure de potassium.

Depuis plus d'accidents apparents, sauf deux névralgies occipitales, l'une il y a 6 ans, l'autre il y a 3 ans. Ces névralgies apparaissaient le soir et disparurent sous l'influence de quelques doses d'iodure de potassium.

Vers le milieu de mai 1873, le malade est pris de troubles du côté de la voix. Celle-ci se voile peu à peu et arrive jusqu'à l'aphonie complète. Justement alarmé de cet état, il consulte différents médecins qui l'envoient aux eaux de Cauterets.

Malgré le traitement par les eaux sulfureuses, l'électricité et même l'hydrothérapie, l'aphonie persiste, et le malade nous est envoyé au mois de janvier 1874 par M. le docteur Cazalis qui veut bien l'examiner avec nous.

A l'examen laryngoscopique pratiqué le 3 janvier, nous constatons que la corde vocale gauche est retrécie, dépourvue de mouvements et qu'elle ne s'avance pas vers sa congénère. Quand le malade prononce la voyelle *e*, un espace de 5 millimètres environ sépare lescor deux des. La corde droite est légèrement rouge à la partie postérieure, mais conserve tous ses mouvements. Le bord supérieur de l'épiglotte est un peu frangé avec quelques dépressions d'une coloration jaune pâle (taches probables d'anciennes ulcérations syphilitiques.)

La voix est complètement abolie.

Nous ne constatons rien au cœur ni à la poitrine.

Il n'existe pas de ganglions cervicaux hypertrophiés.

Vu l'absence de toute lésion qui pourrait expliquer la paralysie de la corde vocale gauche, vu les antécédents syphilitiques du malade, nous diagnostiquons une paralysie syphilitique et nous proposons des injections hypodermiques de mercure. Elles sont acceptées et nous commençons le 6 janvier par des injections suivant la formule suivante.

Biiodure de mercure. . .	0.40
Iodure de potassium . . .	0.50
Eau distillée.	20. . »

0,02 de biiodure sont injectés journellement dans le dos qui est la région la plus favorable à cause de l'absence des gros troncs nerveux et du petit nombre des vaisseaux lymphatiques.

Elles sont très-bien supportées quoique fort douloureuses. Après la 20e injection la voix commence à revenir peu à peu et à la 75e elle était redevenue normale.

A ce moment, vers la fin de mars 1874, à l'inspection laryngoscopique, es cordes vocales s'affrontaient complètement excepté vers la commissure antérieure où il restait environ un écartement d'un millimètre.

Depuis 2 ans la guérison ne s'est pas démentie, et nous avons pu encore constater par un examen laryngoscopique sérieux, pratiqué en novembre 1876, que la corde vocale gauche avait tous ses mouvements et était revenue à ses dimensions et à sa grosseur normales.

SYMPTOMES.

Dans l'étude que nous venons de faire des différentes laryngopathies syphilitiques tertiaires, nous avons donné chemin faisant, en même temps que les caractères observés à l'autopsie ceux que l'on obtient sur le vivant à l'aide du laryngoscope. Ces derniers représentent en somme les symptômes objectifs. Il nous reste donc à examiner les symptômes fonctionnels.

Disons tout de suite que ces symptômes fonctionnels sont, en général, communs à toutes les formes étudiées et qu'ils n'offrent guère de différences que dans le degré.

Le premier de ces symptômes, c'est cette raucité particulière de la voix qui n'est nulle part aussi marquée que dans la syphilis laryngée tertiaire, et qui donne aux malades, ainsi que le remarquent MM. Krishaber et Mauriac (1), cette voix qu'on désigne dans le langage populaire sous le nom de crapuleuse. Ce caractère de la voix est commun à toutes les laryngopathies tertiaires, et il serait malaisé de noter les différences qui peuvent exister à ce point de vue entre les diverses lésions. Cet enrouement peut aller jusqu'à l'aphonie complète, mais n'est pas toujours en rapport avec la gravité des accidents. Quelques auteurs prétendent que la présence des ulcérations serait trahie par un caractère raboteux de la voix, mais M. Ferras (2) a raison, ce nous semble, de mettre en doute ce signe diagnostique.

A côté de l'enrouement, un des phénomènes le plus souvent observés, c'est la dyspnée. Elle varie beaucoup plus que le symptôme précédent, avec la gravité des lésions. Presque nulle dans certains cas, elle peut au contraire, lorsqu'il s'agit, par exemple, d'une ulcération profonde ou d'un rétrécissement très-prononcé, produire une respiration sifflante et une gêne de l'hématose pouvant arriver jusqu'à l'asphyxie. Ces symptômes peuvent être encore accrus lorsque la lésion se complique d'œdème glottique ou d'engagement entre les lèvres de la glotte

(1) Krishaber et Mauriac. Loc. cit., p. 55.
(2) Ferras. Loc. cit., p. 53.

d'un séquestre nécrosé provenant d'un des cartilages. Il n'y a plus alors qu'à recourir à la trachéotomie.

Notons aussi d'après M. Lancereaux, l'odeur fétide de l'air expiré dans certains cas : c'est qu'alors il s'est produit au niveau de l'ulcère un point gangreneux.

La toux dans les formes avancées de la maladie est rare. Au début, on la retrouve au contraire assez fréquemment. Elle peut s'accompagner ou non d'expectoration. Les crachats, quand ils existent, sont muqueux ou purulents, quelquefois sanguinolents. Nous avons déjà parlé de la possibilité d'y rencontrer des fragments de cartilages nécrosés.

La dysphagie est rare dans les lésions tertiaires du larynx; elle provient toujours de lésions concomitantes du pharynx. C'est ainsi que MM. Krishaber et Mauriac (1) affirment que « dans les laryngites ultimes de la syphilis, alors même que l'épiglotte profondément exulcérée est constamment en contact avec les aliments, le passage est le plus souvent indolore. C'est même là un signe distinctif très-précieux d'avec la laryngite tuberculeuse constamment douloureuse au passage des aliments lorsque l'épiglotte est atteinte. »

La douleur d'ailleurs est toujours très-rare dans la syphilis laryngée. Pourtant M. Isambert, dans les Annales des maladies de l'oreille et du larynx n'est point de cet avis. Malgré l'autorité incontestée en matière de laryngoscopie de ce savant et tant regretté maître, nous persistons à croire avec la grande majorité des auteurs, que les maladies syphilitiques du larynx sont en général indolentes. Quand la douleur existe, on l'observe ordinairement la

(1) Krishaber et Mauriac. Loc. cit., p. 60.

nuit (1); c'est un signe qui doit faire songer à une périchondrite.

MARCHE ET TERMINAISONS.

En général la marche des laryngites tertiaires est lente continue, progressive. Les formes les plus bénignes tendent ordinairement à la guérison. C'est ainsi ənb snou voyons les malades de M. Cusco affectés de tubercules du larynx guérir très-rapidement. Nous croyons pourtant avec MM. Lancereaux et Rollet que cette forme peut ainsi se terminer par des ulcérations.

La marche des gommes laryngées ne diffère pas de celle qu'on oberve pour les gommes des autres parties du corps. Ce fait avait été déjà noté par M. Martellière dans sa thèse inaugurale sur l'angine syphilitique (2). Leur terminaison la plus fréquente est l'ouverture de la collection purulente et une ulcération consécutive.

Nous avons déjà noté la grande tendance à la cicatrisation qu'ont les ulcères syphilitiques. M. Mandl a particulièrement insisté sur ce point. Ces cicatrices peuvent devenir la source d'accidents assez graves, parmi lesquels nous noterons surtout les rétrécissements.

D'autres fois, soit en l'absence de traitement, soit sous l'influence de causes inconnues, la cicatrisation ne se fait pas, l'ulcération s'étend, surtout en profondeur, les cartilages s'enflamment et les plus grands désordres s'ensuivent.

En tout cas, que la lésion marche ou non vers la guérison, il ne faut jamais compter sur le retour complet des qualités de la voix. Même dans les formes les plus simples

(1) Rollet. Loc. cit., p. 695.

(2) Martellière. Thèse de Paris, 1854.

et dans les cas les plus favorables, on observe toujours ce trouble fonctionnel si bien décrit par MM. Krishaber et Peter dans leur savant article du Dictionnaire encyclopédique des sciences médicales et qu'ils ont désigné sous le nom d'*asynergie vocale*.

COMPLICATIONS

Nous ne parlerons que, pour mémoire, des lésions concomitantes dans le pharynx. Ce n'est pas là, à proprement parler, une complication, puisque les lésions du pharynx préexistent, en général, à celles du larynx. Tous les observateurs, depuis Hawkins, en 1823, ont, en effet, noté le pharynx comme le premier atteint ; Hawkins même, et, après lui, Trousseau et Belloc ont émis l'opinion que le larynx ne pouvait être atteint que par propagation. Cette manière de voir nous paraît trop absolue. Nous croyons, en effet, avec la plupart des auteurs modernes, que les lésions du pharynx préexistent souvent, mais que celles du larynx peuvent pourtant se rencontrer alors que le pharynx est indemne.

Mais si, ordinairement, la propagation se fait du pharynx au larynx, c'est-à-dire de haut en bas, la même cause fait que la trachée peut être atteinte par extension des lésion laryngées. Cette complication ne laisse pas que de se rencontrer assez fréquemment ; elle est grave, car les affections de la trachée sont beaucoup moins justiciables de l'intervention chirurgicale que celles du larynx.

Quoi qu'il en soit, ce ne sont pas là les complications les plus redoutables des laryngopathies syphilitiques tertiaires. Celle qui, de beaucoup, est la plus grave et, malheureusement, aussi la plus fréquente, c'est l'œdème de la glotte. Ce terrible accident survient assez souvent dans les lésions profondes ulcératives. M. Sestier, qui a très-bien étudié le sujet, a noté, sur 157 cas d'œdème de la glotte, 14 fois la laryngite syphilitique comme point de départ de l'œdème. Les accidents qu'entraîne cette complication sont rapidement mortels. C'est dans ces conditions que le chirurgien doit intervenir, et intervenir rapidement. On comprendra que nous n'insistions pas sur ce sujet après le magistral mémoire de M. le professeur Trélat sur les Indications de la trachéotomie dans les affections syphilitiques du larynx. Nous ne pouvons qu'y renvoyer,

ÉTIOLOGIE

Nous n'insisterons pas sur les causes occasionnelles qui peuvent déterminer les affections du larynx dans la syphilis tertiaire. On ne peut guère citer que les abus de tabac et de liqueurs alcooliques, ainsi que les excès de parole ou de chant. Encore , ne doit-on pas, suivant nous, exagérer la valeur de ces causes. Pour réelles qu'elles soient, elles ne nous paraissent pas aussi sérieuses qu'on le dit généralement. Les malades, souvent, cherchent ainsi à s'expliquer le mal dont ils sont frappés, et, pour peu que les médecins insistent, ils sont assez disposés à avouer des excès qui ne sont pas toujours démontrés. Il y a certainement là une inconnue. Mais, ces réserves faites, reconnaissons aussi la manifeste influence des excès de tout genre sur la production des lésions laryngées dans la syphilis.

DIAGNOSTIC

Cette question du diagnostic n'a pas laissé que d'embarrasser un certain nombre d'auteurs, qui s'en sont facilement tirés en se fondant exclusivement sur les résultats du traitement. C'est vraiment faire trop bon marché de la question. D'autres observateurs se sont montrés plus minutieux, et nous pouvons retrouver dans leur travaux un certain nombre de signes d'une valeur réelle pour le diagnostic.

Nous ne croyons pas d'abord qu'on puisse bien aisément confondre avec quelque autre affection les tubercules décrits par M. Cusco. Il n'en est pas de même des papillomes, dont le diagnostic devra évidemment reposer cette fois-ci sur les antécédents et le résultat du traitement.

Quant aux ulcérations, c'est d'elles surtout qu'on a pu dire qu'il fallait attendre les effets de la thérapeutique pour se prononcer. Le diagnostic, en effet, devient difficile. On sait qu'on peut les confondre avec des ulcérations soit tuberculeuses, soit cancéreuses. Pour ces dernières, il suffira, pour se prononcer, d'inspecter les glandes sous-maxillaires et les amygdales, qui, dans le cas de cancer, sont toujours le siége d'une production morbide. Ajoutons que ces ulcérations cancéreuses sont excessivement rares.

Les ulcérations tuberculeuses sont, au contraire, très-fréquentes, plus fréquentes même que celles de la syphilis. Il importe donc de savoir s'il est possible de les reconnaître. Nous pensons qu'on le peut dans une assez large mesure, en dehors, bien entendu, des signes fournis par l'auscultation, signes qui, d'ailleurs, peuvent manquer, la phthisie laryngée se développant, dans certains cas, avant la phthisie pulmonaire. D'abord, nous rappellerons que les ulcérations sont, en général, plus nombreuses chez les tuberculeux; elles sont plus petites aussi et beaucoup plns superficielles; leurs bords sont moins irréguliers, d'un aspect moins ferme, et le fond de l'ulcère n'a pas ce caractère lardacé que les auteurs s'accordent à reconnaître à l'ulcère syphilitique. Nous ne reviendrons pas sur l'indolence des ulcérations appartenant à la syphilis. Bien qu'on ait mis en doute ce symptôme, nous l'avons noté comme très-réel, et nous lui accorderons, dans le diagnostic, un rang qu'il mérite.

Un autre signe, auquel M. Mandl accorde avec raison une grande importance, c'est la présence de cicatrices voisines. Dans le cas où on retrouvera les cicatrices, il y aura de grandes présomptions en faveur de la syphilis.

PRONOSTIC

Ce que nous avons dit des symptômes, de la marche et des complications de la syphilis laryngée tertiaire fait assez comprendre la gravité de certaines des lésions décrites. Tandis que certaines d'entre elles peuvent disparaître sans laisser de traces appréciables, d'autres, au contraire, laissent à leur suite des désordres irréparables, lorsqu'elles n'ont pas une issue fatale. La fréquence de l'œdème de la glotte, notée par M. Sestier, dans les laryngopathies syphilitiques vient encore assombrir le pronostic. Ajoutons néanmoins que, pratiquée à temps, la trachéotomie peut considérablement diminuer les chances fâcheuses, comme il ressort du mémoire de M. le professeur Trélat, dont nous parlions plus haut.

TRAITEMENT

Les indications thérapeutiques sont de deux ordres : locales et générales.

Le traitement général est celui de la syphilis ; et puisqu'il s'agit ici de lésions tertiaires, on devra recourir à l'iodure de potassium. Pourtant, quelques médecins se sont, dans ces cas, élevés contre l'emploi de ce médicament, notamment dans une des séances (juillet 1876) de la Société des sciences médicales de Lyon (1). Nous ne pensons pas qu'on puisse accepter une pareille opinion, mais nous reconnaissons aussi qu'elle n'est pas sans quelque fondement. Il nous paraît, en effet, et ceci est presque entièrement adopté par tout le monde, qu'il est bon de réunir le mercure et l'iodure de potassium. Le sirop de Gibert réussit particulièrement bien dans ces cas. Peut-être aussi pourrait-on appliquer aux lésions de la syphilis dans le larynx les règles posées par M. le professeur Gubler au sujet des accidents nerveux de la syphilis. Dans son cours professé à l'Ecole de médecine pendant l'été 1876, cet illustre maître estime que, dans ces cas, on ne doit pas donner l'iodure de potassium d'emblée, mais qu'on doit toujours le faire précéder d'un traitement mercuriel. Nous croyons qu'on retirerait d'excellents résultats de cette pratique dans le traitement des laryngopathies tertiaires.

A côté du traitement spécifique, il ne faut pas oublier les soins hygiéniques. Les malades doivent s'abstenir de tout ce qui pourrait occasionner ou entretenir leur affection laryngée. C'est à cette condition seulement qu'on pourra espérer du traitement de bons effets. Les eaux sulfureuses, en particulier celles des Pyrénées, seront aussi d'un excellent secours.

Les indications locales ne sont pas moins importantes. Les cautérisations au nitrate d'argent, au moyen du porte-caustique de M. Fauvel, sont d'une utilité incontestée. Dans certains cas, pourtant, il est nécessaire d'employer un agent plus puissant. M. Isambert (2) n'a pas craint de se servir alors d'acide chromique au 1/8 et même au 1/4.

(1) Lyon médical, septembre 1868.

(2) Voir l'Abeille médicale, année 1872.

Il a pu ainsi, chez quelques malades atteints de rétrécissement syphilitique non douteux, gagner du temps et éviter la trachéotomie. Cette dernière opération reste enfin la ressource ultime dans les cas de rétrécissement très-marqué ou en face d'une ulcération se compliquant d'œdème de la glotte. Mais alors on devra intervenir le plus rapidement possible, la mort pouvant survenir dans un accès de suffocation.

Paris. — A. Parent, imprimeur de la Faculté de Médecine, rue M.-le-Prince, 29-31.

www.ingramcontent.com/pod-product-compliance
Ingram Content Group UK Ltd.
Pitfield, Milton Keynes, MK11 3LW, UK
UKHW020414220726
13923UKWH00004B/1945

9 782019 644253